OBSERVATION

DE CRÉTINISME

PAR

J. ARTHAUD, D. M.

MÉDECIN EN CHEF DE L'ASILE DES ALIÉNÉS DE L'ANTIQUAILLE, MEMBRE DU CONSEIL DE
MÉDECINE DE LYON, DU CONSEIL D'HYGIÈNE PUBLIQUE ET DE SALUBRITÉ
DU DÉPARTEMENT DU RHÔNE.

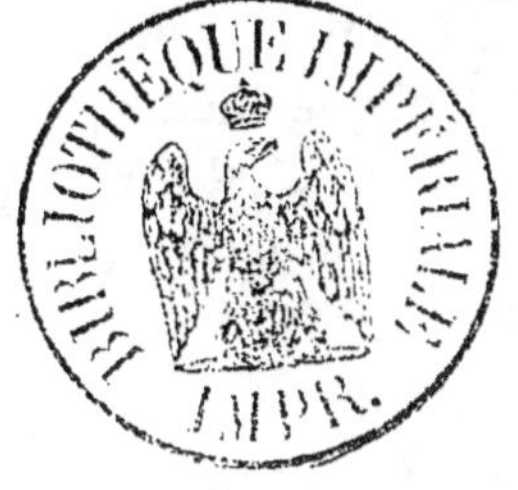

LYON.
IMPRIMERIE D'AIMÉ VINGTRINIER,
Quai Saint-Antoine, 36.

1854.

OBSERVATION

DE CRÉTINISME.

————

Ce n'est point un chapitre de l'histoire du goître et du crétinisme que j'ai l'intention d'écrire. Un fait, rare dans le département du Rhône, et qui peut donner lieu à plus d'une réflexion intéressante pour la science, s'est présenté à mon observation : j'ai cru devoir ne pas le laisser dans l'oubli.

Crétinisme. — Surdi-mutité. — Goître cystique guéri par la ponction et l'injection iodée. — Amélioration de l'état intellectuel. — Claude T....., entré à l'asile de l'Antiquaille le 28 décembre 1846, à l'âge de 33 ans, est né à Monsol, chef-lieu de canton à peu de distance de Beaujeu, qui ne présente rien de remarquable quant à l'état sanitaire de ses habitants, et aux accidents de terrain qui sont les mêmes que dans presque tout le haut Beaujolais.

Les père et mère de Claude T.... jouissaient d'une bonne santé. Des renseignements, dont je ne puis garantir la parfaite authenticité, m'ont appris qu'un de ses cousins avait eu six enfants dont cinq étaient sourds-muets et idiots, mais non goîtreux. J'ajoute, pour compléter le petit nombre de commémoratifs que j'ai pu me procurer, que chez le sujet de cette observation, le goître s'est développé lentement, longtemps après la naissance.

Examiné à l'époque de son admission, le malade présente l'état suivant :

Sa taille est de 1 mètre 47 centimètres. Le torse, à peu près aussi grand que celui d'un homme d'une taille élevée, est supporté par des membres inférieurs excessivement courts. Les pieds et les mains sont petits, les genoux gros. La poitrine supporte deux mamelles volumineuses et pendantes, l'abdomen est saillant, les organes génitaux sont bien conformés et très-développés.

La tête offre un volume assez considérable. Le front est petit, les bosses frontales sont presque nulles. Les yeux, de couleur rousse, sont enfoncés dans leurs orbites, et sans expression. Le nez est court et épaté, les narines sont assez largement dilatées. La bouche reste habituellement entr'ouverte, et la lèvre inférieure est épaisse et pendante. Des poils noirs et rares sont dispersés sur la peau de la face qui est bouffie et assez colorée ; plusieurs rides irrégulières s'y remarquent aussi. Le *facies* porte l'empreinte de la stupidité ; il semble d'ailleurs appartenir à un jeune garçon de 18 ans, plutôt qu'à un homme de 33.

La conformation du crâne mérite de fixer l'attention. La partie antérieure ou frontale de cette boîte osseuse est peu développée, la supérieure est très-élevée, la postérieure assez large, mais aplatie. Sa demi-circonférence mesurée de la racine du nez à la protubérance occipitale, en passant par le sommet de la tête, est de 0^m,33. La demi-circonférence bi-latérale allant d'un trou auditif à l'autre, aussi par le sommet de la tête, est de 0^m,36. Enfin, la circonférence entière, passant par la racine du nez, les trous auditifs et la protubérance occipitale, présente un développement de 0^m,54.

Un cou extrèmement volumineux et un peu court supporte cette tête. Il a, à sa partie postérieure, à peu près la même largeur que la région occipitale dont il semble être la continuation. En avant, il est déformé par une tumeur considérable dont je m'occuperai plus tard.

La tête est habituellement inclinée en avant. Les bras sont pendants. La progression est lente et saccadée ; elle a toujours lieu les jambes étant très-écartées, et s'accompagne d'une respiration sifflante qu'on entend à une grande distance.

Claude T.... est sourd-muet, et n'a reçu aucune instruction. Mais indépendamment de l'infériorité intellectuelle à laquelle le condamne cette infirmité, une observation attentive ne tarde pas à donner la certitude qu'il est dans un état mental voisin de l'idiotie la plus complète. Les signes les plus simples ne paraissent avoir pour lui aucune signification. Il porte à sa bouche et mange assez proprement les aliments qu'on lui présente ; mais il mourrait de faim plutôt que d'aller chercher sa nourriture à quelques pas du lieu où il se trouve. Il est d'une maladresse extrême pour tous les exercices musculaires ; s'il veut frapper une personne immobile devant lui, il est rare que sa main ne dévie à droite ou à gauche au point de manquer son coup. Longtemps après son entrée à l'asile, on a pu à peine lui apprendre à lever son bonnet, et toute son éducation semble devoir se borner là. Il passe la plus grande partie de son temps debout ou assis, immobile, dans une sorte de stupeur, promenant un regard éteint autour de lui.

Cependant, il montre encore dans certaines occasions quelques lueurs d'intelligence. Il sait trouver son lit, pourvu qu'il y aille toujours exactement par le même chemin. Il s'habille et se déshabille seul, mais avec une lenteur et une gaucherie vraiment risibles. Il a grand soin de ses vêtements ; s'il vient à les déchirer, sa figure prend une singulière expression de tristesse, et il montre du doigt la cause de son chagrin. D'autres fois, au contraire, il lui arrive de témoigner par un sourire niais qu'il prend plaisir à voir qu'on s'occupe de lui.

Son caractère est constamment doux ; c'est à peine si de vives contrariétés ont pu provoquer une ou deux fois un accès de colère de courte durée.

J'ai dit que la partie antérieure du cou était le siége d'une tumeur volumineuse, d'un bronchocèle. J'ai dit aussi que cette tumeur n'était point congéniale, et même n'avait commencé à se développer que longtemps après la naissance. A l'époque où j'ai pu l'observer, j'ai reconnu qu'elle formait en avant du cou, et un peu plus à droite qu'à gauche, une saillie du volume du poing d'un adulte au moins, qu'elle était lisse, arrondie, sans douleur, sans changement de couleur à la peau avec laquelle elle n'avait contracté aucune adhérence.

La tumeur donnait dans la plus grande partie de son étendue la sensation d'une fluctuation profonde, mais évidente. Un point dur existait à sa partie inférieure.

En haut et à droite, elle se portait jusque sous l'angle de la mâchoire. Là, une sorte de sillon ou dépression semblait la séparer d'une espèce d'appendice charnue, moins saillante mais plus allongée, se prolongeant jusque sous le lobule de l'oreille. A gauche, elle s'étendait jusqu'à une ligne tirée du côté gauche du menton à l'union du tiers interne et du tiers moyen de la clavicule. En bas, elle retombait sur le sternum à peu près à la hauteur de la quatrième côte.

L'examen de cette tumeur me porta à la regarder comme formée dans sa plus grande partie par un kyste probablement multiloculaire, développé soit en avant, soit aux dépens du tissu de la glande thyroïde, et tout à fait à droite par un état hypertrophique d'un des lobes de cette glande.

Depuis longtemps cette tumeur était stationnaire et ne paraissait pas déterminer d'inconvénient grave pour le malade, sinon peut-être le caractère sifflant de la respiration; elle devait d'ailleurs, par sa nature, rester réfractaire à l'emploi des topiques ordinairement dirigés contre le goître, lorsque tout à coup, sans cause appréciable, elle prit en quelques semaines, au commencement de 1851, et sans cesser d'être indolente, un accroissement rapide d'où résultèrent des symptômes sérieux dus à la compression de la trachée-artère et des gros vaisseaux veineux du cou. La face devint rouge, vultueuse, les yeux s'injectèrent de sang, la respiration fut presque impossible, le plus léger effort de la part du malade donna lieu à une menace d'asphixie, et il fallut recourir au seul moyen de salut qui se présentât, la ponction de la tumeur suivie de l'injection irritante pour obtenir une cure radicale.

Le 24 janvier 1851, je procédai à l'opération, assisté de M. Bron, interne du service, qui a recueilli les détails de cette observation. Un trocart ordinaire, de petit calibre, perfora la tumeur dans le point le plus déclive de sa portion fluctuante, immédiatement au-dessus du point induré situé à sa partie inférieure, et donna issue à une quantité, d'abord très-petite, d'un liquide trouble, de couleur marron foncé. Puis, à l'aide d'injections d'eau tiède poussées dans le kyste et de pressions très-fortes exercées sur lui avec les mains, le liquide s'échappa en plus grande abondance, mélangé de grumeaux de même couleur paraissant formés par des débris de cloisons celluleuses.

Ces manœuvres durent être répétées plusieurs fois. Elles ne parurent développer aucune douleur, et ne donnèrent en définitive qu'environ 60 grammes de liquide, déduction faite de l'eau injectée dans la tumeur.

Immédiatement après, je poussai dans le kyste un injection préparée avec :

<blockquote>
Teinture d'iode . . . 8 grammes.
Iodure de potassium. . 2 . —
Alcool camphré . . . 60 —
</blockquote>

Le premier effet produit par la présence de ce liquide, ne différa pas de celui qu'avait déterminé l'eau tiède. Le patient ne manifesta aucun signe de douleur ; il paraissait tout occupé à satisfaire la curiosité que faisait naître en lui un spectacle si nouveau.

Quelques minutes après, je laissai écouler une partie du liquide ; la canule du trocart retirée, la piqûre fut pansée avec du diachylon, le malade mis au lit, à la diète et à l'usage de boissons délayantes. Dès ce moment, la respiration fut plus libre, la face prit un meilleur aspect.

25 janvier. — Pas de traces d'inflammation. La tumeur n'a pas repris le volume qu'elle avait avant l'opération,

elle est surtout beaucoup plus molle. On la recouvre de compresses trempées dans l'alcool camphré.

26. — La tumeur est plus volumineuse et plus dure ; elle est un peu douloureuse au toucher. La partie non enkystée qui s'étend jusqu'à l'oreille droite, est toujours restée molle et indolente.

27. — La tumeur augmente ; elle a acquis le volume d'une boule à jouer. La contraction des traits de la face indique la violence des douleurs auxquelles le malade est en proie. Il y a de la fièvre. — Le soir, application de 12 sangsues et d'un cataplasme émollient sur la tumeur.

28 et 29. — La fièvre a diminué. La tumeur est toujours volumineuse, sans que la respiration soit gênée. Le malade paraît plus gai. — On remplace les cataplasmes par des compresses imbibées de la liqueur iodée formulée plus haut, et l'on permet un peu de nourriture.

Les jours suivants, l'amélioration se prononce de plus en plus ; la tuméfaction diminue progressivement ; la résolution de l'inflammation s'opère ; la fièvre a cessé ; la suppuration des parois du kyste n'est plus à redouter.

Il serait superflu de prolonger ces détails. Qu'il me suffise de dire qu'aucun accident n'est venu entraver la marche de la maladie vers la guérison, et que trois mois après l'opération, la tumeur enkystée était réduite à un noyau induré de la grosseur d'une noisette, appréciable seulement au toucher, et que l'engorgement hypertrophique, annexe de la tumeur principale, réduit à la moitié au plus de son volume primitif, avait été entraîné sous le muscle sterno-cléido-mastoïdien sous lequel il restait caché en le soulevant un peu.

Depuis cette époque, le volume de cet engorgement a été variable, sans jamais dépasser celui d'un œuf de pigeon. Plusieurs fois, je l'ai fait frictionner pendant assez longtemps avec la pommade à l'iodure de potassium sans pouvoir en obtenir la résolution complète.

Quant aux symptômes de congestion cérébrale et d'asphyxie, ils ont complètement disparu avec la cause matérielle qui leur avait donné naissance.

D'heureuses modifications dans l'état mental de Claude T..... paraissent aussi avoir été la conséquence de l'amélioration obtenue dans son état physique. J'ai remarqué, avec tous ceux qui vivent habituellement avec le malade, que son regard est plus intelligent, qu'il est plus attentif à ce qui se passe autour de lui. Ses mouvements sont un peu moins lents, l'expression de stupidité peinte sur son visage a diminué d'une manière sensible. Enfin, il a pu apprendre à faire de la charpie, à rouler des bandes, à piquer des cardes. La vue d'un animal qu'il n'est pas habitué à voir, d'un aliéné se livrant à quelques excentricités, provoque parfois des éclats de rire. En un mot, sa sphère d'activité morale, quoique très-bornée, est aujourd'hui bien plus étendue qu'autrefois.

Cette observation peut donner lieu à plusieurs ordres de considérations.

Et d'abord, au point de vue exclusivement chirurgical, nous y trouvons un exemple remarquable de goître en grande partie cystique, acquérant à la longue un volume suffisant pour gêner la circulation veineuse, comprimer la trachée, déterminer un état de congestion habituelle du côté du cerveau, et plus tard des symptômes d'asphyxie tels que la vie du malade est sérieusement compromise, et qu'on demanderait vainement sa guérison, ou même un soulagement momentané, aux médications ordinairement dirigées contre le goître.

Sans me préoccuper de la partie de la tumeur formée par le corps thyroïde hypertrophié, et qui était à peu près étrangère aux accidents graves que je viens de rappeler, je dus m'arrêter à l'idée de vider le kyste par une ponction, et d'y injecter un liquide irritant. Les heureux résultats obtenus par MM. Velpeau et Bonnet, dans le traitement de diverses maladies des cavités closes, normales ou anormales, par les injections irritantes, et plus spécialement les faits nombreux et concluants consignés dans divers Mémoires sur le goître cystique publiés par mon ami le professeur Bouchacourt, m'encourageaient à suivre la voie ouverte par ces excellents praticiens. Moins qu'eux, d'ailleurs, je devais être retenu par la crainte des accidents consécutifs. Abandonné à lui-même, Claude T.... ne devait pas tarder à succomber ; opéré, son état intellectuel et les modifications profondes de la sensibilité générale qui accompagnent ordinairement cet état, devaient me rassurer sur les conséquences de l'inflammation qui, maintenue dans certaines limites, devait être une des conditions du succès.

Mes prévisions n'ont pas été trompées, et le résultat que M. Bouchacourt regarde aujourd'hui comme la règle, — la guérison sans suppuration — a été promptement obtenu.

Quant à la portion hypertrophiée de la glande thyroïde, elle a successivement diminué de volume ; plus tard, les frictions iodurées sont venues favoriser sa résolution qui n'a pourtant pas été obtenue d'une manière complète.

« Non seulement, dit le chirurgien en chef de la Charité de Lyon, la guérison du goître cystique fait disparaître pour toujours une hideuse difformité, mais elle prévient ou arrête souvent des lésions plus graves, qui en sont la conséquence presque nécessaire, je veux dire la compression de la trachée-artère et des gros troncs vasculaires. Lorsque la lésion locale a été modifiée ou guérie, les organes voisins cessent d'être distendus et comprimés, et la disparition ou la diminution d'une tumeur appartenant à une glande dont la vie est aussi obscure que celle de la thyroïde se fait sentir dans tout le système. » Il est inutile de faire remarquer, dans le cas dont il s'agit, avec quelle rapidité la respiration et la circulation sont revenues à leur état normal.

Je n'insiste pas davantage sur le côté chirurgical de cette observation. D'autres considérations des plus importantes ressortent des circonstances particulières dans lesquelles se trouvait Claude T..... En effet, j'ai décrit plus haut les points les plus saillants de son organisation physique , et il est facile de voir qu'en rapprochant de cette description l'état de ses facultés intellectuelles et morales, surtout avant l'opération, on retrouve le tableau exact de l'état bien connu depuis de récents travaux, qui constitue le crétinisme.

Pour rendre cette analogie plus frappante, je ne puis résister au désir de citer la description des crétins résumée dans un Mémoire lu en 1851 à l'Académie nationale de médecine , par un savant dont le nom doit faire autorité, M. le docteur Ferrus.

« La taille des crétins est communément très petite ; j'ai vu , dans les montagnes du Valais et de la Maurienne , plusieurs de ces malheureux chez lesquels elle n'excédait pas trois pieds. Leurs jambes sont courtes et proportionnellement très-grosses ; leur ventre est proéminent ; leur crâne , à l'opposé de celui d'une partie des idiots , est notablement volumineux. La peau du corps , en particulier celle du visage, est rugueuse, épaisse , plissée ; les pommettes sont saillantes ; les yeux, remarquablement petits , sont enfoncés dans les orbites et cachés sous des paupières tuméfiées et chassieuses ; les narines sont largement échancrées , les lèvres épaisses et pendantes , surtout l'inférieure , ainsi que la face où se retrouvent les abajoues remarquées chez certaines espèces d'animaux, et qui présente de nombreux rapports avec celle que les naturalistes ont attribuée à la race jaune ou mongolique. Ils ont le visage sillonné, non de rides, qui supposent en général quelque activité musculaire, mais de plis flasques et profonds ; leurs traits sont bouffis au lieu d'être accusés, et gardent, jusqu'à un certain point, la physionomie de l'enfance.

« On doit ajouter à cette réunion de signes caractéristiques une dépression sus-orbitaire signalée par l'observation judicieuse de M. Cerise , et qui, à mon avis, leur est commune avec les idiots ; un thorax étroit, une respiration rauque, sifflante, gutturale, une parole confuse, grimacée, convulsive, des membres sans ressort, presque sans usage ;

des organes génitaux entourés de poils courts et rares, d'une grosseur ou d'une exiguité insolites; un ventre tombant vers les cuisses, et une telle laxité des téguments qu'ils peuvent à peine soutenir les intestins dans la cavité abdominale. »

Plus loin, M. Ferrus citant le docteur Trombotto, établit « que le diamètre antéro-postérieur de la tête du crétin, depuis la racine du nez jusqu'à la protubérance occipitale, est constamment plus court que celui latéral, pris du trou auditif d'une oreille, à celui de l'oreille opposée, en passant par le sommet de la tête. Le premier est toujours, dit la commission, entre 28 et 32 centimètres, et le second, entre 32 et 36. Le diamètre circulaire, du nez aux trous auditifs, et des trous auditifs à la protubérance occipitale, reste entre 47 et 52. Ainsi, la tête présenterait la forme d'un cône dont la pointe se trouverait en haut, à la place même où les sutures sagittale et lambdoïde viennent se joindre et se réunir. »

Que le lecteur veuille bien comparer ce résumé substantiel à l'observation de Claude T.... et qu'il prononce.

Le crétinisme de Claude T.... une fois établi, adoptant d'ailleurs le classement en trois catégories indiqué par plusieurs aliénistes distingués et admis par la commission sarde chargée d'élucider la question du crétinisme, savoir : les *crétineux* ou *pesants*, les *semi-crétins* et les *crétins complets*, je crois devoir ranger Claude T..., à l'époque de son admission à l'Antiquaille, parmi les *semi-crétins*. L'obtusion de ses sens, l'inertie de sa sensibilité, l'impossibilité d'obtenir de lui quelques services, et d'un autre côté, son aptitude à porter lui-même à la bouche des aliments qu'il n'aurait pas su demander et encore moins aller chercher, le soin constant qu'il prenait de ses vêtements, et son amour pour la propreté, formaient un ensemble de caractères qui n'auraient pas permis de le reléguer au nombre des crétins complets, appartenant plus en apparence *à la vie végétative qu'à la vie humaine* (Ferrus), tout en l'excluant des crétineux susceptibles de recevoir une certaine éducation, de se livrer à quelques travaux très-simples, etc.

Si maintenant nous analysons les conditions dans lesquelles le crétinisme a pris naissance chez Claude T...., nous ne trouvons pas de circonstance d'hérédité ou de localité indiquant une prédisposition évidente à cet état. Nous avons vu cependant que cinq cousins de notre crétin sont signalés comme sourds-muets et idiots. On aurait tort de ne pas tenir compte de ces faits; ils ont une grande valeur au point de vue de la surdi-mutité; ils ne sont point indifférents non plus quant à l'idiotie, quoique, de l'avis d'observateurs éminents, la similitude entre l'état intellectuel de l'idiot et du crétin soit loin d'être complète; mais enfin, ils ne rendent pas compte du crétinisme proprement dit, c'est-à-dire de ces dispositions générales de l'économie dont l'ensemble se fait remarquer à un si haut degré chez Claude T...., et qui ne paraît pas avoir existé chez ses collatéraux.

Je dois aussi formuler un doute au sujet de ces cinq cas d'idiotie coïncidant avec la surdi-mutité. Je n'ai pu vérifier l'exactitude des renseignements qui m'ont été fournis sur ce fait. Peut-être une observation attentive aurait-elle fait connaître que ces prétendus idiots n'étaient autre chose que de malheureux sourds-muets, privés par l'incurie ou la misère de leurs parents du bienfait d'une éducation spéciale, et chez qui, par conséquent, les manifestations intellectuelles et les sentiments moraux étaient restés singulièrement obscurcis.

Toujours est-il que Claude T..., offre un cas remarquable et assez rare de crétinisme sporadique, tout à fait semblable au crétinisme endémique qui a servi de type à la description de cet état extraordinaire.

J'ai dit plus haut quelles avaient été les conséquences physiologiques immédiates de l'opération pratiquée sur Claude T..... Je termine par l'un des points de vue les plus intéressants de cette observation, les modifications survenues dans l'état intellectuel du malade.

Rien n'est changé dans le milieu où il se trouve ; il n'est l'objet de soins ni plus assidus, ni plus intelligents ; après comme avant l'opération, et privé des relations importantes qui s'établissent au moyen du langage, on s'est borné à agir sur cette intelligence incomplète, par *imitation* ; et cependant, l'on a obtenu quelques résultats nouveaux. Claude T.... prête une attention plus soutenue à ce qui se passe autour de lui, et montre par ses gestes qu'il le comprend en partie ; son regard est moins éteint ; son attitude et son rire de bon aloi témoignent d'une certaine sagacité ; il vient à bout de se livrer à une sorte de travail ; il est toujours lent et maladroit, mais à un moindre degré. En un mot, il est évident qu'il doit être déclassé, et que, de *demi-crétin* qu'il était, il est devenu seulement un *crétineux* ou un *pesant*. Je choisis de préférence cette dernière expression, peu scientifique à la vérité, mais qui fait image et qui résume à merveille l'état actuel du malade.

Et maintenant, serait-ce trop forcer les déductions que de mettre sur le compte de la surdi-mutité ce que l'amélioration observée a offert d'incomplet ? Sans doute il serait téméraire d'affirmer qu'il en est ainsi, en face du cachet incontestable de crétinisme présenté par Claude T..... Je me borne à rappeler ici l'opinion généralement admise par les hommes spéciaux en matière d'éducation des sourds-muets, que ces malheureux arrivés à l'âge adulte sans avoir reçu d'instruction, sont devenus à peu près incapables d'en recevoir.

Quoi qu'il en soit, je constate un fait qui ne saurait être nié, l'amélioration survenue dans les conditions physiques et intellectuelles d'un crétin à la suite de la guérison d'un goître volumineux. Loin de moi cependant la pensée d'en tirer la conséquence que la guérison du goître doive être regardée comme un moyen de traitement du crétinisme. J'admets bien que si le goître et le crétinisme sont fréquemment réunis chez le même individu, à tel point que le premier ait pu être regardé comme un des caractères du second, ils ne sont en réalité, dans les cas nombreux où

Claude T.....

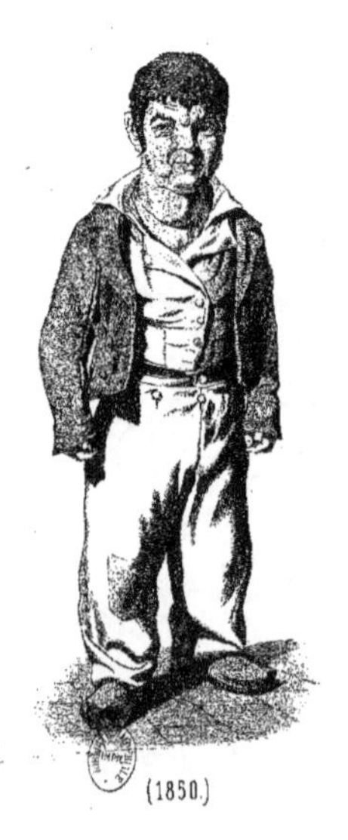

(1850.)

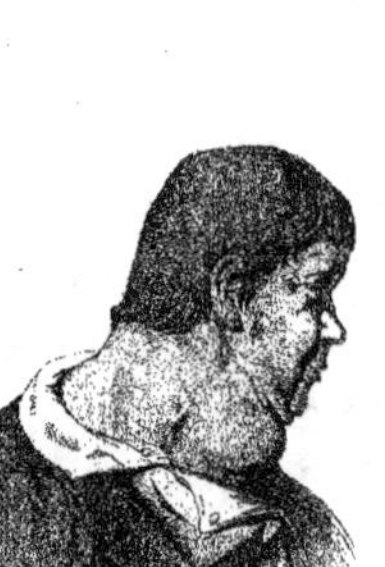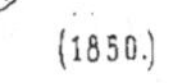

(1850.)

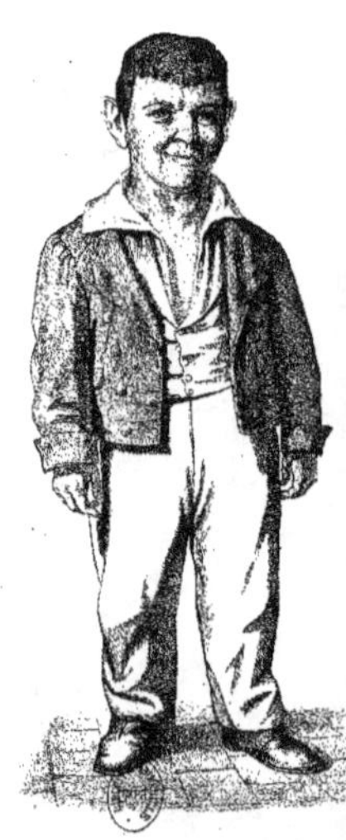

(1853.)

existe cette coïncidence, que comme deux expressions différentes de causes identiques qui paraissent présider au développement de l'une et de l'autre de ces affections. Je crois seulement qu'en faisant cesser la congestion passive dont la masse encéphalique était évidemment le siége, l'opération qui a eu pour résultat de faire disparaître la tumeur du cou, a placé indirectement le cerveau dans des conditions plus favorables aux manifestations intellectuelles dont il est l'instrument, et qu'on pourra espérer un effet analogue toutes les fois qu'un bronchocèle apportant par son volume ou par sa situation exceptionnelle une gêne notable à l'exercice des fonctions de cet organe, sera susceptible de guérison.

Je crois aussi, sans vouloir discuter une grave question dont la solution appartient de droit à ceux qui ont observé un grand nombre de crétins, que les faits consignés dans ce travail viendraient à l'appui de la démarcation établie par **M.** Ferrus entre l'idiotie et le crétinisme. Il n'est point irrationnel d'admettre que, dans le cas dont il s'agit, l'obstacle apporté à la circulation veineuse, en produisant la stase du sang dans les vaisseaux du cerveau, avait déterminé, ou tout au moins augmenté dans cet organe une suffusion séreuse qui est devenue moins abondante lorsque l'obstacle a cessé. Ce serait une preuve de plus de la justesse de l'opinion émise par le savant aliéniste que je viens de nommer, qui définit le crétinisme : une *hydrocéphalie œdémateuse chronique*.